Nuno Vieira de Carvalho

I0428186

ESCLEROSE MÚLTIPLA

A Descoberta do Caminho Terrestre Para a Mioleira

A todos os Amigos

que Sempre Aqui estiveram e Continuam a estar.

Aproveitem a vida e ajudem-se uns aos outros,
apreciem cada momento...
agradeçam e não deixem nada por dizer,
nada por fazer...

(António Feio)

Prólogo

Meados de Julho de 2009. Acabei de almoçar.

Levantei-me da cadeira após o almoço e imediatamente me senti paralisado do lado direito. Da cabeça ao pé sem tirar nem pôr.

Primeiro fiquei burro, depois perplexo, a seguir estupefatcto, depois estúpido (já não sei bem se foi esta a ordem, mas não interessa) e finalmente entendi: estou a ter um AVC (Automatic Vehicle Control). Nem mais.

Accionei o ABS (Automatic Biped Steering) e dirigi-me para o sofá à velocidade fantástica de um caracol a ultrapassar uma lesma, a arrastar a perna direita e a grudar-me às paredes com a mão esquerda. «HELP!» Não saía som. A boca parecia-me torta e não tugia nem mexia.

Após a longa maratona de 42,195 m (apenas 3 metros) até ao sofá, sentado "olhei para o espelho": em vez de lá estar reflectida a minha imponente figura de 1,68m, estava a ver a do meu pai com 12 cm a mais! Tal pai, tal filho. Tirando esta grande diferença, havia uma mais pequena: separava-nos 30 anos em idade.

Sorte a minha que o televisor já estava ligado só que em vez de apreciar o Grande Prémio de Fórmula 1, apreciava o Grande Prémio da estupidez política no noticiário. «Muda o canal!», dizia eu telepaticamente para o comando na mesinha à minha frente. «Anda lá, pá, muda! Ainda vou ficar pior do que já estou.» O estupor está a rir-se para mim. Não. Está rir-se de mim. «MUDA!» É o mudas.

Tentei esticar o braço direito para o agarrar pelos "pés" e o braço esticou. Finquei a perna e esta obedeceu.

- Se não mudas, MUDO EU!

Fiquei surpreendido com a minha voz. Já conseguia falar. Levantei-me e a sensação de paralisia tinha praticamente desaparecido. Passara cerca de meia hora.

Mas o problema não terminara. Da tentativa de ser telepata, passei a ter visões magnéticas e teleguiadas!

Voltei a sentar-me. Bolas! Como é possível o telefone voar e vir agarrar-se à minha mão? Fugi dele, mesmo ainda trôpego. Perseguia-me sem dó e agora era ele que me gritava:

- ESTOU AQUI. USA-ME, MEU BEM! ABUSA DE MIM! (parecia uma canção brasileira)

Não faltava mais nada, tinha que estar muito patareco e muito necessitado para usar e abusar dum telefone.

- ANDA LÁ, BENZINHO, ME PEGA, ME ABRAÇA, ME BEI...

- CÁLA-TE!

Na cama, era difícil adormecer. Dava-me porrada na tola e como eu não ligava, deitava-se ao meu lado, sempre colado à minha mão, a ronronar. Olha, agora tem a mania que é gato!... Se roncas, mordo-te um chispe!

A tortura durou desde a tarde de domingo até 4ª feira. Telefone estúpido. Doente mental. Mas, venceu-me, o idiota. Fiz a chamada. O meu médico de família recebia-me no dia a seguir.

13:50 horas. Cheguei 10 minutos antes da hora marcada. Que mania eu tenho de ser mais pontual que a pontualidade. Fui logo chamado. O médico, MEU há 24 anos (se há médico que me conhece é este), como sempre cumprimentou-me à porta e mandou-me sentar. Em vez de me medir a tensão, pesar, auscultar e fazer outras perguntas da praxe, ficou muito sério a observar-me.

Hummm, ele não diz nada.

Hummm, eu não digo nada... nem penso.

Hummm... Hummm...

- Conta-me lá Nuno, outra vez, o que me contaste ao telefone.

Assim o fiz, pormenor aqui ou ali, voltei a contar tudo, sem nunca referir o telefone ninfomaníaco, naturalmente.

- Não. Isso não foi um AVC - disse-me. - Vou mandar-te fazer uma TAC e uma Ressonância Magnética, só para confirmar as minhas suspeitas. De acordo?

Tinha que estar. Quem era eu para duvidar dele? Ligou para a secção de exames do hospital e a seguir passou-me 2 papéis.

- Nunca fizeste nenhum destes exames, acho eu.

- Não.

- Bem me parecia. Levas estas guias só para confirmarem aqui ao lado. Amanhã de manhã, pelas 9 horas apareces. Por causa da RM, 3 horas antes não podes comer.

Despedimo-nos.

Cheguei a casa. O telefona olhava-me fixamente, mas já não voava ferozmente em direcção à minha mão nem se fez de gato durante a noite!

1.

Hospital Particular – Sector dos exames radiológicos e etc.

9:05 horas. Que falta me faz pelo menos um café.

No cubículo, para onde me mandaram mudar de roupa, lá estava uma bata e um par de sapatos, tudo de papel.

Calçar os sapatos foi fácil, a bata revelou-se um *puzzle* extremamente complicado. Se a vestia com a abertura para a frente, ficava algo a ver-se. Não é que seja um tipo avantajado, mas, se ao menos pudesse tirar as mangas e colá-las à frente nem que fosse com fita-cola, ficava mais bem composto. Se a vestia com a abertura para trás, lá estavam as cuecas à vista, além que ficava com o pescoço apertado como se usasse gravata.

Sabia bem que não me estava a preparar para uma passagem de modelos e veio-me à memória o que a minha querida mãe me dizia desde que eu era pequenino: «Sai-se de casa sempre com umas cuecas lavadas, pois não sabemos o que vai acontecer!» Só que a minha querida mãe esquecia-se duma coisa simples: entre o sair de casa e chegar ao destino, podia-nos dar uma diarreia monumental, daquelas que nem o santo se safava e passávamos a estar num dilema com três opções:

1º voltar para trás sem chegar ao destino;

2º continuar em frente com ar heróico e triunfante, peito aberto, mas com a cueca e a calça borrada;

3º comprar roupa em qualquer loja que nos deixasse entrar independentemente do cheiro e se tivéssemos dinheiro.

E, pensando bem, a única vez em que tive de deitar uma cueca para o lixo, foi no serviço militar, em que a mesma se transformou num autêntico camuflado depois de passar pela lama e pelo lodo.

Assim, tendo estas palavras em mente, decidi-me a ficar com a racha da bata para a retaguarda; todavia, verifiquei a cueca para me certificar que estava tudo em condições. Óptimo. Como a minha mãe se ia sentir orgulhosa do filho naquele momento.

- Sr. Nuno, é a sua vez. Está pronto? – uma vozinha simpática que acalma até o diabo e um grande sorriso (pensei que era o *Joker*).

Que remédio. E lá fui para o primeiro exame.

Ê pá! Eu que nunca tinha feito nenhuma TAC, fiquei fascinado!... Aquilo parecia o portal do *Stargate*. Só era pena não estar devidamente fardado e armado. Infelizmente só tinha a cueca à vista, uma bata ridícula e umas *Nike* que nem davam para jogar futebol.

- Sabe porque está aqui?

Claro! Porque sou aspirante a astronauta. Só pode.

Lá me deitaram na coisa, para que a minha cabeça entrasse no portal. Fiquei na expectativa da viagem que ia fazer e para onde. O portal começou a trabalhar e eu a observar: bz... bz... bz... e aquilo parou. Puxaram-me um pouco para fora e espetaram-me uma agulha no braço direito. Era o contraste, disse a vozinha. É o tanas! É a vacina para poder enfrentar os *ET*'s (os do Spielberg que andam sempre nús e nem se preocupam com cuecas)! De novo: bz... bz... bz...

- Pode sair.

Bolas! A viagem foi tão rápida que nem me apercebi do sítio onde estive. Devo ter viajado a uma velocidade superior à da luz.

Voltei a sentar-me numa cadeira, fria, que me causava artrite nos músculos nadegueiros e olhei para a sala. Bonita. Espaçosa. Silenciosa. Fui transportado para o QG da NASA e nem dei por isso. Mas fiquei realmente desiludido com o portal. *Stargate* não era o meu futuro.

- Sr. Nuno, é a sua vez. Está pronto? – de novo a vozinha *jokeriana*.

Que remédio e lá fui para o segundo exame.

Minha nossa! Se a outra era um portal, esta tinha um tubo de lançamento de mísseis. Será que como o portal não resultara me iam enviar para o espaço por aquele tubo?!...

- Sabe porque está aqui?

Claro. Porque sou aspirante a *Arma Mortífera* de algum submarino nuclear.

Contudo, a verdade revelou-se outra.

Quando me deitaram naquela coisa, me prenderam e enfiaram por ali dentro, senti-me um supositório a entrar pelo recto, talvez de um elefante, mas que a certo momento atravancou e não chegou ao destino. Sorte a minha que não sofro de claustrofobia.

- Sr. Nuno. Se sentir algum problema, mexa a mão direita – disse uma voz metálica lá muito ao longe.

Está bem, menina, mexo o que quiser se me deixarem. Mas o elefante que não mexa a tromba, nem espirre, nem se...

De repente... BUÉM... BUÉM... BUÉM... Nossa! Que é isto? O supositório fez efeito! O recto vai descarregar. O quê? Gases ou algo mais pastoso?!... Vou na enxurrada do elefante!...

Pausa de alguns segundos....................

O barulho foi tão repentino e infernal, que não dei uma cabeçada no tecto da tripa por estar preso.

Cerca de 20 minutos depois, vim a saber mais tarde, puxaram-me para fora e, desta vez, deram-me uma vacina no braço esquerdo, para me protegerem da estirpe elefantídea rectal!

Talvez mais 10 minutos e... silêncio absoluto. Nem tripa, nem nada. Queres ver que morri e esqueceram-se de mim? Silêncio absoluto. Contar ovelhas também resultará num lugar destes? ...97, 98, 99, 100, 100 e 1, 100 e 2... Já nem sei contar. Silêncio absoluto. Que faria o Mr. Bean numa situação destas? Ou o McGiver? Prefiro o primeiro. Faz-me rir... Silêncio absoluto. Como se safaria se fosse o Houdini?!...

Alto! Parece que se abriu uma porta lá muito ao fundo...Puxam-me para fora da tripa grossa e ajudam-me a sentar. Quero lá saber como está a cueca. Se não está imaculadamente limpa, estou-me borrifando.

- Sente-se bem?

- HÃ?!...

Olhei de fininho para quem falava (qual toupeira acabadinha de sair para a luz do sol; sem óculos é uma chatice).

- Sente-se BEM?!... – os meus ouvidos tremeram de medo.

- CLARO! SABE O QUE É TER QUE VIR PARA UMA COISA DESTAS PARA DESCOBRIR QUE A MINHA DOENÇA É SURDEZ?

Ficou silenciosa.

- DEPOIS DAQUELE BARULHO TODO, ACHA QUE OUÇO BEM?

Que falta me faz um café. Um só, apenas unzinho!

2.

17:45 horas. Em casa. Toca o telefone.

- Nuno? – Era o meu médico, a ligar do seu consultório particular. – Já vi os relatórios dos exames e as minhas suspeitas confirmaram-se. Mas quero que não te assustes, nem tenhas medo de nada. Pode não haver cura, mas há tratamento.

- E…

- Nuno, tens Esclerose Múltipla.

…

Silêncio.

…

- Está?

- Estou, Dr., diga…

- Nuno, tem calma. Já te marquei uma consulta para a próxima 3ª feira, e garanto-te que vais ficar nas mãos de um dos melhores neurologistas do país.

- Obrigado, Dr., nem sei que dizer. – E não sabia mesmo. Da surdez repentinamente passei à mudez.

Desligamos.

Sentei-me no sofá. Fiquei em silêncio durante minutos, horas…

O silêncio era mais ensurdecedor que o tubo dos mísseis.

Anoiteceu e as horas foram passando. Sonhei que voava nas asas de uma águia e que uma *Collie*, sempre sorridente, corria ao meu lado. Acordei de madrugada com frio e voltei à realidade. Nem águias, nem *Collie's*. Apenas Eu.

Bolas. Podia ser pior. Podia ser melhor. É o que tens e, por isso, deixa de ser coitadinho. Coitadinho é corno!

TENS E.M. Acabou. Ponto final. Vive e vai em frente.

E vai dormir na cama que o teu mal é sono! Ainda aproveitas umas três horitas.

Hospital Particular – Consulta de Neurologia.

13:50 horas. A consulta é às 14 horas, mas a mania da pontualidade é chata pr'a burro! Consulta às 14 em ponto.

Apresentações, como fui ali parar, antecedentes de família, etc., chegamos aos finalmente.

- Sr. Nuno. Neste momento vou apenas fazer-lhe um exame de rotina e algumas perguntas.

Exame: agulhinhas a pontearem a testa, as faces, martelos nas dobradiças dos cotovelos, joelhos, andar em "pezinhos de lã" para lá e para cá, apontar dedos com os olhos fechados, fazer forças com os braços, as pernas, revirar os olhos...

Novamente sentados.

- Tem dores de cabeça? Repentinas... violentas...

- EU?! Se tenho!...

- Há quanto tempo?

- Sei lá...6, 7 anos. Mas são raras.

- E como as classificaria numa escala de 0 a 20?

- 100! Explosivas!

- Como assim...?

- É como se a cabeça explodisse repentinamente. Desculpe o termo, acho que até os intestinos me saltam pelos olhos!

«Nem em Luanda, no pós 25 de Abril, o ruido das morteiradas ou das granadas que caíam à beira de casa era explosivamente tão mortífero para o cérebro.»

- Entendo. A essa dor de cabeça chamamos mesmo de Explosão. Vou-lhe marcar um internamento para o Hospital Público. Temos de fazer uma punção lombar (ARREPIEI-ME!... DEUS, SOCORRO!) para verificar o grau da doença. Para além disto, será sempre seguido por mim, LÁ, também no consultório. A não ser que queira optar por continuar aqui no Privado.

— Nem pensar. Não me saiu o Euromilhões.

— Óptimo. Em Agosto, encontrámo-nos no público.

Beijinhos e abraços.

Mentira! Aperto de mão e até lá.

Até ao Hospital Público. Adoro Hotéis de 5 Estrelas, onde somos tratados com pompa e circunstância; sobretudo, porque nos reconhecem do nosso local de trabalho!

3. A Prova de Fogo

Meados de Agosto de 2009, 9:30. Deitado na cama do hospital, espero. Dali por uma semana entrava de férias. Depois da papelada do internamento, o doutor não demorava a aparecer para me fazer a punção, a fim de me extrair o *liquor* da medula espinal que, seguidamente, iria para o Porto e determinarem a gravidade da E.M.

Arrepiei-me outra vez. Nunca tive nem tenho medo de agulhas, mas só de pensar naquele autêntico dardo do atletismo a entrar-me pela coluna... ficava sem fôlego. Durante anos trabalhei no armazém deste mesmo hospital, e havia agulhas que me arrepiavam: eram as da punção lombar.

Passados cerca de 10 minutos entrou o médico acompanhado duma enfermeira. Mandou posicionar-me sobre o lado esquerdo em posição fetal, com os joelhos bem perto da cabeça.

Tic-tac, tic-tac, senti uma picadela, tic-tac, tic-tac...

- Pronto. - disse ele.

Puxa, isto é que foram mãos de fada (mas nunca fiando). Descontrai... Respira fundo...

- Agora - continuou - tem de ficar deitado de barriga para baixo, durante 3 horas. Vá bebendo água, toda a que puder e daqui a pouco a enfermeira vem-lhe colocar o soro com o medicamento que irá actuar como retardador da doença.

Assim fiquei. Veio o soro. Assim fiquei, excepto o braço direito esticado para fora da cama (hummm, será que ainda me posso candidatar a sinaleiro?) e a palma da mão virada para cima (uma esmolinha para o santo...). Ao fim de 10 minutos estava farto daquela posição. Quando fora a última vez em que fora obrigado a ficar deitado de barriga para baixo? Puxei pela memória...

Luanda. Colégio Cristo-Rei, Irmãos Maristas. Era aluno do 3º ano do Curso Geral do Liceu, actual 9º ano.

Repentinamente, o tiroteio entre débeis mentais começou no interior do colégio. Os professores correram com as crianças da primária, no rés/chão para o 1º andar onde se encontravam os mais velhos. Em 2 salas, deitados no chão, alunos mais velhos e professores, protegíamos com o próprio corpo os miúdos da primária, no fundo os colegas mais novos. Acho que ninguém sabe quanto tempo durou aquele momento de puro terror, com as crianças chorando e tremendo de medo. Medo? Até eu tinha, ó se tinha. Olhei para o meu "protegido". De olhos arregalados, cravava-me as unhas nas costas da mão, sentindo que... . Eu tinha 16 anos. Aquele puto tinha 7. Que pu** de vida!

O tiroteio "fugia" para longe e lá fomos descontraindo. Sem mais pormenores, lembro-me que muitos ficaram no colégio. Mas eu não. Queria ir para a beira da miúda, pois claro! O professor de Matemática, ex-comando, disse:

- Eu vou para casa. Quem vai comigo?

Eu e o Galhardo[1] levantamos a mão. No velhinho *VW Carocha*, por atalhos e bugalhos, chegamos aos nossos destinos.

- Sente-se bem? – sobressaltei-me e regressei ao hospital; era a enfermeira.

- Tirando o facto de ter de estar sempre assim e a pedir esmola, sinto-me bem. Que horas são?

- Ainda tem hora e meia para estar nessa posição, se é o que quer saber.

Pois era. E a vontade de urinar começava a alastrar. Também com tanta água!

Tinha ali um livro à minha beira, mas para ler teria de torcer o pescoço para a esquerda (ficando com outro braço esticado) e isso iria remeter-me para a Ortopedia e mais uns dias de internamento, além dos 5 estipulados para o tratamento a soro.

---

[1] - Dias depois, em casa durante o jantar, o Galhardo levou um tiro nas costas. Uma bala entrou pela janela, fez ricochete e acertou-lhe. Sobreviveu.

Fixei-me nas camas em frente. Dois velhotes. O do meio, olhava-ma fixamente:

- É a vida. Temos de aguentar.

- Pois. - respondi.

O do fundo sentado na cama, parecia adormecido, com a boca escancarada.

Assim...

Assim...

Ufff!!!....

- Sr. Nuno - dei um salto - já passaram as três horas. Já se pode virar, mas devagar.

- Sabe mesmo o que eu quero, enfermeira? Urinar que não aguento mais.

- Não se preocupe. Leva o soro preso no suporte.

E lá fui eu agarrado à muleta do soro verter as águas que tanto me atormentavam. É pá... parecia a barragem do Lindoso! Se a EDP visse contratava-me para "fabricar" mais luz!

Cinco dias se passaram. E quatro noites. Cheguei ao ponto de gritar QUERO PIZZA! de tão má era a comida do hotel de 5 Estrelas. Chegou a alta. Mais papéis, pastilhas para tomar em casa, dando continuidade ao medicamento injetado no soro e, nos próximos 15 dias, permanecer o mais possível deitado, com as pernas levantadas. Que ricas férias ia começar a ter.

Meninos vamos ao Vira
Eu passo as festas em casa,
E se daqui ninguém me tira
É porque eu sou uma brasa!

...

Início de Outubro de 2009, 9:30. Novamente internado. O líquido retirado em Agosto fora contaminado, sabe-se lá como, e não deu para fazer a análise. Deste modo, nova punção e gostava de saber porque me estragaram as férias. Para nada. E quando me deram conhecimento para este segundo internamento, foi como se tivesse rebentado a bomba nuclear dentro de mim. NÃÃÂOOOO!!!! Fiquei radioactivo durante dias. Se fosse criança diriam que estava hiperactivo!

Curiosamente, fiquei na mesma enfermaria, na cama do velhote que parecia adormecido. Entrou uma médica; a ferramenta dela para o trabalho não era a correcta. Mandou buscar outra ao piso inferior. Se calhar a ferramenta dum médico é melhor que a de uma médica! Chegou mais uma médica (então não traz ferramenta?!...); discute aqui, fala acolá (devem-se ter esquecido que me encontrava do outro lado do biombo), comecei a "desatinar". Em vez do dardo do atletismo, queriam o cano dum *M1A2 Abrams*! Estou lixado!

Decidida a guerra, hora de iniciar. As generalas entraram e lá me pus na posição fetal. MÃE, PORQUE ME ABANDONÁSTE! (não me abandonou, eu é que nunca lhe contei nada, nem nunca soube que estive internado duas vezes, só lhe diria muito depois).

Era um remexer nas minhas costas que as forças começaram a desaparecer e a posição exigida a desfazer-se. Chamaram um enfermeiro[2] para me segurar. Bem dito, bem feito. Força não lhe faltava e colou-me a boca ao peito.

Aquilo remexia dentro de mim e...

A descarga através da perna direita foi tão violenta que só não se ouviu o grito em toda a cidade porque foi abafado pelo peito. A perna não saltou do lugar porque o enfermeiro não a

---

[2] - Ainda hoje, sempre que me vê, esteja à distância que estiver de mim, vem ter comigo e perguntar-me como estou e se tudo tem corrido bem. Obrigado. Há pessoas que nunca mais esquecemos e o senhor é um deles. Pode ter a certeza que faria o mesmo por si. Bem hajam estes(as) enfermeiros(as). Não é o dinheiro que os move. É o profissionalismo. Lamento que tenham de emigrar e este país cada vez fique mais pobre por causa das bestas quadradas que nos governam. *E há governos e governos.*

deixava fugir. Quantos milhões de volts foram descarregados ali?!...

Nuno... respira fundo... o suor começava a cair como chuva tropical.

Segundos depois, a segunda descarga atingiu-me a perna esquerda com tanta violência como a primeira. Novamente o peito abafou o ruído sonoro que se formara instantaneamente no fundo da garganta. Senhor, será que fui condenado à cadeira eléctrica e ninguém me disse nada?!...

A luta agora era entre mim e o enfermeiro. *Wrestling* puro e duro! As generalas eram segundo plano. Eu a querer sair da posição ficando as mãos nele, e ele a manter-me fetal e letalmente no sítio. Piorando a coisa, chovia torrencialmente e só em cima de nós dois!

- Acabamos. – saíram como se nada se tivesse passado.

- Sr. Nuno, está a ouvir-me?

Olhei para o enfermeiro. Qual de nós escorria mais água: eu ou ele?

- Sr. Nuno, pode-se esticar.

- Bausgtdfas – murmurei.

- O quê? – Aproximou-se de mim.

- Não consigo.

- Claro que consegue.

- Não sinto as pernas.

Baixou-se ao lado da cama e fixou-me muito sério.

- Repita lá?

- Não sinto as pernas.

Levantou-se e calmamente esticou-as compondo-me de barriga para baixo. Esticou-me o braço direito e, uns minutos após, o soro estava no lugar.

- Daqui a pouco já venho – disse colocando a mão no meu ombro.

Ok, assim como assim já estou paralítico, para quê a pressa? 3 horas naquela posição, braço de sinaleiro, mão de pe-dincha, a beber água por uma palhinha, que mais podia desejar? Estava no Paraíso! Só me faltava ver a Luz!

Viajei no tempo e...

Vida militar. Carreira de tiro. Que maravilha ouvir as bujardas dos tanques, os estilhaços das granadas a zumbirem por cima das cabeças, as rajadas das metralhadoras...

- Sr. Nuno? Como se sente? – era o enfermeiro.

- Na mesma.

- Não sente a minha mão a tocar-lhe nas pernas?

- Nada.

- Daqui a pouco volto novamente. – olhava-me muito sério.

Ok. Estiquei a mão esquerda à procura da minha perna mais próxima. Não a encontrei, mas lembrei-me onde poderia estar. Na *Marcha Final*. O Aspirante aos berros para que o nosso pelotão fosse o primeiro a chegar ao quartel, como se estivéssemos numa corrida de 100 metros. Não contente, pusera o burro do Nuno a puxar por todos. O burro do Nuno que tinha a bota direita desapertada e o pé envolto em lenços para conseguir caminhar. Mas caminhávamos e as pernas estavam lá. O pé podia dar chatices, mas as pernas estavam lá. Quem chegou primeiro... os Socorristas têm de ser os primeiros a chegar ao local dos feridos e dos mortos!

Parece que comecei a sentir umas tremuras nas pernas. Estarei a sonhar? Esquisitas, mas pareciam reais. Estiquei a mão para a perna e senti-a.... Lá longe... mas senti-a. Aos poucos foram subindo de tom; a vibração foi aumentando e daí a pouco elas estavam as duas na cama. Mas que tremideira. Nem quando pedira namoro pela primeira vez as pernas me tinham tremido assim. Mas agora não ia pedir namoro a ninguém. Nem pensava fazê-lo.

O coração deu-me um salto. Deixa-te de saltos, idiota. Já te apaixonaste uma vez na vida e chegou; e aperto-te o pescoço se o tornas a fazer!

- Sr. Nuno?

Voltei à realidade esquecendo a arritmia coronal.

- As 3 horas acabaram. Como está?

- A verdade, enfermeiro? – Fixamos olhos nos olhos. - Estou com uma tremideira nas pernas que nem sei explicar o que sinto.

- Bom sinal. Já me deixa mais descansado. – Respirou fundo como se lhe tivesse saído um fardo de cima. - Força, se quer ir embora ainda hoje ao fim da tarde.

- Nem imagina.

Saiu. Levantei-me devagar, agarrei-me à muleta do soro e lá fui eu novamente descarregar a barragem do Lindoso. Mas... e as pernas que só queriam dançar o samba? Ou seria o *twist*? Mais dança, menos dança...

Ao fim da tarde vim para casa, para o deitado, as pernas altas e as pastilhas!

4.

Meados de Novembro de 2009. 8:30 horas. Consulta de Enfermagem.

Esplêndida vista para a cidade a partir do consultório.

Conversas de rotina. Antecedentes familiares, que se saiba, nada... Auscultação...

- Engraçado - diz a enfermeira - o seu coração de vez em quando dá um salto!

- Saltos? Duvido. Já foi tempo.

- Como assim?

- Durante anos andou aos saltos, mas há meia dúzia deles isso acabou.

- Está a falar de quê?

- Do mesmo que a senhora. Paixão!

Deu uma gargalhada sonora, enquanto olhava para o rio, aos pés da cidade.

- Sr. Nuno. Então, se se voltar a apaixonar, que mal tem?

- Não volto. Não deixo.

- Mas no nosso coração não conseguimos mandar.

- Parece-lhe. Talvez a enfermeira não consiga mandar no seu. Mas pode ter a certeza que no meu, mando eu.

- Isto era conversa que dava pano para mangas.

- Não dava não, também não deixo.

- Explique-se...

- Simples: pego no pano, esfarrapo-o todinho e quero ver como consegue fazer as mangas!

Outra gargalhada. Realmente dá gosto ouvir rir as pessoas, quando o riso é franco e aberto, em vez de fechado pela falta de dentes cada vez maior. Coisas de placas, como refiro no Epílogo, e não são tectónicas!

- Não há dúvida que esta conversa a seu tempo terá com a psicóloga.

- Psicóloga?!...

- Sim, vai ter, como terá uma assistente social, três enfermeiras (por turnos) sendo eu uma delas, o seu médico neurologista e... ainda o seu médico de família.

- Não acha que isso é gente a mais para mim? Não sou nenhum VIP!

- Não. A E.M. obriga.

Desta vez fui eu que observei o rio, os barcos no porto, a praia do Cabedelo, o areal até à praia da Amorosa... Como gostava de estar lá em baixo sentado, a tirar umas fotos, em vez de estar aqui.

- Assim como terá de haver uma Pessoa de Referência ou Significativa, que terá que me indicar, até ao fim de semana, quem é. Tem de ser uma pessoa que tenha 24 horas permanentes disponíveis, à chamada, pelo menos.

- Por...

- Porque será esta pessoa a tomar conta de si e a vir consigo às consultas e à Urgência se algum dia for caso disso. Espero que não. Lembra-se de alguém?

Lembro-me, mas teria de falar primeiro com a pessoa. Trata de acamados em casa e é uma pessoa vizinha. Talvez aceite, quem sabe. Quanto custará?

- Depois comunico-lhe enfermeira. Para já não posso.

- Seja rápido. Mas, voltemos ao seu coração. Quando disse que dá um salto, referi-mo a uma arritmia sinusal.

Deus!... A E.M. é isquémica. A enfermeira está a referir-se também a isquémia, só que a nível do coração?!...

- Vejamos... - continuou - alguma vez lhe pareceu que o coração lhe chega à boca?

- Muitas.

- Que faz?

- Das duas, uma: ou o trinco para ele não abusar da confiança, ou lhe dou um soco e ele volta para o lugar.

- Ande lá, Sr. Nuno, tenho a certeza que não faz nada disso. Como reage?

- Tusso com força.

- Quem lhe ensinou?

- Ninguém. Faço-o desde pequenino, sempre que sinto isto.

- E nunca contou a ninguém, nem aos seus pais?

- Não. Para médicos já bastavam os que a minha mãe corria!

- E parece que ficou com alguma coisa contra os médicos...

- QUEM?!... EUUU???... NÃÂÂOOO! Impressão sua!

Descontando Outubro passado, realmente havia um a quem, em 1992, não me teria importado nadinha de lhe ter posto meia dúzia de bombas de Carnaval sob os *pomodori*.

- Sabia que tossir, fortemente, também é correcto? Talvez tenha sido o seu instinto de sobrevivência a funcionar.

- Acredito.

Continuava a escrever o relatório...

- Mas ainda quero saber mais umas coisas.

- Se eu puder...- "bisbilhoteira"!

- Nunca praticou desporto, não fez serviço militar?

- Tudo isso. Desporto federado por duas vezes, remo e andebol no meu tempo de juventude, e cumpri o serviço militar com muita honra e, posso acrescentar, especialidade Socorrista. (Interiormente, fiz uma grande sorriso de orelha-a-orelha... Se ela soubesse que ser socorrista naquele tempo "era ser enfermeiro" e andar no 115, hoje 112, nos arredores das cidades, vilas e aldeias...com as ambulâncias militares a cair de podre...)

- E os exames que lhe fizeram, nunca detectaram nada? Se foi para Socorrista, também lhe repetiram o exame e certamente mais puxado, não?

- Exactamente, no Hospital Militar da Estrela. Mas deram sempre em nada. - aproximei-me dela - Mas, já que estamos em maré de confidências sobre o que sente "o nosso coração", permite-me que lhe confesse uma coisa, em particular e fica só entre nós? Nem o seu marido precisa de saber - murmurei.

- Claro.

- Como sabe trabalhei neste hospital durante nove anos. Sabe qual foi a única coisa que aqui me descobriram? Uma pneumonia ao fim de três meses de a ter apanhado. E andei e andei e trabalhei e trabalhei f*****! Finalmente, um médico de jeito na Urgência mandou-me para casa. Mas como era tarefeiro tive que a tratar numa semana, entre o Natal e o Ano Novo, não com doses de cavalo, mas com doses de *Godzilla*. Como tarefeiro não tinha direito a nada. E...

- Continue...

- Depois disso, uns anos após, durante duas semanas, a trabalhar lá em cima naquele piso, que tão bem conhece, com temperaturas a rondar os 50º e a humidade praticamente a zero, o meu coração era um autêntico puro-sangue de corrida. Ainda pensei que deveriam ser reminiscências do serviço militar. Cavalaria, compreende? Mas não. Fui à Cardiologia e nem com a Prova de Esforço detectaram fosse o que fosse.

- Está a falar a sério?

- Tão a sério como estarmos os dois aqui olhos nos olhos, neste exacto momento em confidências sobre o nosso coração! E... já fora daqui, a trabalhar noutro local que conhece muito bem - assentiu - um dia fui internado por causa do pé direito. Sabe o que me descobriram? NADA! Internado durante quase 2 meses. NADA! Estive quase a ficar sem o dedo grande. Assim, enfermeira, sejamos francos... Vou mesmo ser bem tratado aqui dentro mesmo sendo uma pessoa VIP?!...

Sorriu, escreveu... fixou-me muito séria.

- Sr. Nuno. Da nossa parte, só se o senhor não quiser. E a assistência que lhe daremos nunca será VIP, será a que tem direito.

Emudeci...

Neste país de pobres, remediados, miseráveis, pelintras, espoliados, roubados, vilipendiados, ainda tenho direito a qualquer coisa. Saiu-me a sorte grande!

- Mas sabe o que verdadeiramente me espanta, enfermeira? Nunca me detectaram nada no coração, e a enfermeira com o seu ouvido e dois dedos detectou logo a coisa[3]!

- Sorte, com certeza, Sr. Nuno. Ou era o destino. Vou só assinar o relatório e a seguir vai ao doutor. A conversa daqui para a frente será com ele. Mas nós voltaremos a conversar muitas vezes, o que será bom sinal.

O doutor olhava para o relatório da enfermagem e ao mesmo tempo ia consultando o monitor do PC. Teclava. Via lá o que estava a ver. Fungou... teclou...

- Antes de chegarmos ao que tenho realmente para lhe dizer, quero saber umas coisas. - Outro "bisbilhoteiro"! - Tem amigos?

- Pouquíssimos, mas bons.

- Convive com eles regularmente, bebe, fuma, faz caminhadas, pratica desporto... quais são os seu hábitos?

- Amigos, procuro conviver com eles sempre que tenho oportunidade. Com os conhecidos, e não passam disso, ao fim da tarde, após o trabalho. Bebo um copo com eles ou uma cerveja, depende. E faço parte dum Grupo de Serenatas e, sabe como é, no fim...

---

[3] - Foi tão clara como água.

- Muito bem. O convívio continua, mas quanto a bebidas alcoólicas apenas um copo de vinho maduro tinto à refeição e nada mais. E em dias de festa pode abusar um pouco. - (Que sorte tem o doutor por eu não fazer uma festa todos os dias ao Santo do Dia... pensei...) - Mas só vinho maduro, tinto. Mais nada. O Grupo só poderá impedir alguma coisa quando começar os tratamentos de *Interferon*. Até lá vai continuar com as pastilhas receitadas no internamento. Café, toma?

- De manhã, depois das refeições...

- Apenas um, de manhã e a seguir ao pequeno-almoço. Tudo o que contiver cafeína é para cortar.

- Fuma? - viu o maço dentro do bolso - Reduzir ao máximo. Enquanto esteve internado também não fumava. - (Não fumava, mas comia me***!, pensei.)

Não morro da doença, morro da cura. Está visto!

- E caminhadas, desporto... como estamos?

Que mania de falarem sempre no plural, em "amos". Daqui a pouco ainda pergunta como "estamos no banho"! Estamos?!...

- Caminhadas fiz muitas quando tinha a minha *Collie* viva. Quanto a desporto, desde que tive um acidente de moto, acabou-se. Passei a concentrar-me mais nos estudos e na música.

- Ok. O desporto a partir de agora é desaconselhável, a não ser o praticado em piscina e devidamente monitorizado por um profissional. Quanto às caminhadas, terão de ser calmas, serenas, pausadas. A seu tempo saberá porque digo isto.

Teclou, olhou os papéis da enfermagem, observou o monitor, aqui, acolá... fungou... teclou...

Cruzou as mãos com os braços apoiados na secretária e olhou-me de frente.

- Vamos ao que realmente interessa. Sabe o que são doenças congénitas?

- Suponho que sim. Nasce-se com elas.

- Exactamente. Pelo que vejo no relatório da enfermagem, o senhor nasceu com um problema congénito do coração. Mas, não só. A Esclerose Múltipla de que sofre também já nasceu consigo.

Explicou-me o que era a isquémia, que eu já sabia (mostrou-me as imagens da TAC e da RM e fiquei um autêntico boi a olhar para um palácio gótico), e naturalmente havia uma associação (como com os dentes, vim a saber tempos depois). Na verdade entre tanta riqueza de nascimento, as placas ao menos PODIAM SER DE OURO! Pobretanas que nem na doença aproveitas o que te dão!

- O senhor - continuou - poderia viver 100 anos sem que nunca a doença se manifestasse a nível do cérebro; o coração é à parte e ninguém lhe garante que... (pois, ao meu pai também ninguém garantiu nada apesar de tudo controlado!). E para a E.M. se manifestar já nesta idade, o Sr. Nuno obrigatoriamente passou por uma situação de stresse muito, mas muito grande. Recorda-se qual foi?

Fiquei extremamente desconfortável. Cruzei os braços sobre o peito, fixei a parede atrás dele.

Se me recordo? Então não me recordo...

Voltei ao passado ainda não muito distante e que parecia tão longe. A Luísa tinha vindo a Viana almoçar comigo. E, como estávamos perto do Monte de São Silvestre, fomos até lá acima para que ela pudesse conhecer a magnífica paisagem que abrange todo o rio Lima desde Cardielos e a outra margem (Subportela) até à foz na cidade. Foi aí, que a Luísa me perguntou sobre os meus pais, como estavam a correr as coisas. Referi que continuava a não aceitar o que eles queriam e que não me deixava "chantagear". Nem por um, nem por outro. Qu-anto aos meus irmãos, era um problema deles.

Anos depois tive o surto sem a situação estar resolvida; surto que ocorreu exactamente no dia antes de todos nos encontrarmos no tribunal, contra o qual eu sempre lutara e achara ridículo.

- Pois, a situação não se resolveu, mas o senhor foi acumulando, eles não queriam ouvir e foi acumulando, a situação foi piorando e foi acumulando; um dia... rebentou, não foi? É das piores coisas que podemos ter na vida: ACUMULAR, se bem que ainda tivesse uma amiga[4] com quem conversar sobre a situação. Mas, isso não impede o que inconscientemente se vai passando dentro de nós, embora com consciência digamos "Não sei, Não quero saber, Vocês são adultos e vacinados para resolverem os vossos problemas!". E agora?...

Pois, e agora!... Quem se lixa é o mexilhão e quem se lixou foi o mexilhão chamado Nuno. O burro do Nuno.

O médico voltou a olhar para o monitor:

- Agora, devido às punções lombares que fez, nunca mais poderá fazer esforços.

Esta agora! Cocei a cabeça, remexi-me outra vez desconfortavelmente na cadeira e...

- Quero dizer, nunca mais poderá carregar pesos. – rematou, entendendo a minha interrogação muda!

Dois meses depois, ensino de enfermagem para tomar o *Betaferon* (uma variante de *Interferon*, ainda em estudo no mercado e aceitei fazer parte do projeto, tendo de assinar um Termo de Responsabilidade), com a Pessoa de Referência a ter também de aprender como se faz. Uma injecção de 2 em 2 dias, sem falta. Após a injecção, cama.

E o Grupo de Serenatas foi desaparecendo da minha vida, ficando pela nostalgia do CD gravado e do que vou encontrando e vendo no *Facebook*.

---

4 - Até tinha três.

Epílogo

Há umas semanas, coloquei um *post* no *Facebook* em que dizia: «A minha doença é ter falta de saúde. Tirando isto tenho uma excelente saúde.».

Tentar "fechar" algo que se escreve, nunca é possível, pois fica sempre uma porta entreaberta devida aos factos.

Um dia, tive que assumir que tinha uma doença (possivelmente duas). De nascença.

Haverá doenças mais mediáticas, outras menos mediáticas, depende também dos *media* e das sondagens hipócritas que vemos publicadas (se fossemos a fazer contas às percentagens de quem morre por isto e por aquilo, somando tudo... não sobrava ninguém. Ser alarmista, vende!).

Porém, por circunstâncias da minha vida pessoal e familiar, algo se manifestou abruptamente sem ninguém e nada contar. Não era AVC, era outra coisa.

Depois daquele primeiro embate, em que, honestamente, fiquei estupidificado, houve uma coisa que NUNCA FIZ e foi perguntar-me: PORQUÊ A MIM?!... TIVE que ACEITAR e RE-APRENDER a viver, em muitos aspectos. E a minha preocupação primeira foi, daí o meu grande medo na vida: NÃO QUERO SER UM FARDO!

E antes de continuar, uma pequena referência a uma professora do meu local onde trabalho, e que disse cerca de 1997: «Ninguém inventa dada. Tudo existe, está e estará. Só temos de ver. Poesia? Sai de dentro. Prosa pessoal? Sai de dentro. Ficção? Sai de dentro, rebuscamos, contamos uma história com mudança de lugares, nomes, mas tudo o que consta é nosso, são experiências pessoais. Se falarem em ficção científica... fala-se dos nossos receios perante o futuro ou de como gostaríamos de o ver, ou não.» (Opinião discutível, evidentemente). Resumindo: «Vive o dia de hoje, que o de amanhã seu cuidado trará.» (Jesus Cristo)

Assim...Para os AMIGOS que já perdi por acidentes trágicos (como todos os acidentes e as saudades que tenho deles), os AMIGOS que comigo continuam (e não consigo conviver tanto com eles como gostaria, pois todos têm os seus problemas), e os que PRETENDEM SER MEUS AMIGOS MAS AINDA NÃO SABEM COMO (vão ter que descobrir o que é realmente a Amizade, sem vergonhas, medos e/ou temores)... vou terminar a minha história, afinal, uma como outra qualquer, escrita num dia qualquer, num ano qualquer, *do ano que o Universo conhece e o Destino não esquece.*

Epílogo.

Tomando medicação, artificial, toda tem os seus efeitos secundários. Depende das pessoas, depende da medicação, depende da dose.

Uns tempos depois estava no trabalho, de manhã, comecei a sentir as pernas a arder. Parei de trabalhar e fiquei boquiaberto a olhar para mim: não estou a fumar (também não posso aqui dentro, mesmo que quisesse), como é que tenho as pernas a arder? E fiquei longos minutos a olhar para baixo, sentado, evidentemente, à espera de ver a calças, para além de outras coisas mais íntimas, a pegarem fogo! Nada pegava fogo, como o incêndio cada vez era maior. Consulta de urgência: medicação para o problema. Passou ao fim de uma semana, mais coisa menos coisa. Até hoje nunca mais me aconteceu.

Depois, antes das injecções, tenho de tomar uma pastilha própria a fim de evitar um surto gripal. Nunca me esqueci da pastilha, mas numa sexta de manhã apareceu qual Sebastião vindo do nevoeiro. Todos os sintomas de uma gripe, excluindo uma coisa: sem febre. Telefonema para a enfermeira de serviço. Se ao fim de 3 horas não tivesse passado, tinha de ir para a Urgência. De vez em quando repete-se, de longe a longe.

E se o *Betaferon* tem travado a doença, é verdade, não tem todavia impedido que em momentos mais delicados, tenha surtos da doença, em si. Fico, como lhe chamo, com *gaguez mental*: o que poderia teclar num minuto demoro para cima de dez minutos; falar é das coisas mais difíceis que acontecem (a língua enrola-se para dentro e para os lados, menos para fora!), e, sobretudo, fico muito inclinado a caminhar só para a direita. Bolas! Não há outra direcção?!...

Um dia, começou-me uma dor na perna esquerda. Piorava dia-a-dia. Urgência. Tive de andar com uma muleta. TAC (já sabia que o portal do *Stargate* não ia funcionar, por isso nem me preocupei com ele); a seguir Ressonância. Se sabia porque estava ali... Claro. Adoro fazer exames de portais e de rectos de elefante! Voltei a batalhar com a famigerada bata e lá voltei a entrar como supositório; só que a determinado momento comecei a bater com as mãos e tiveram que me retirar à pressa do tubo.

- Que se passa Sr. Nuno?!...

- Estou cheio de cãibras, nos pés, nas pernas, nos braços! - dores perfurantes!......

Técnico e enfermeiras, ele nos pés e elas nos braços e nas pernas a massajarem até ao momento em que pareceu que tinha acalmado. Voltaram a enfiar-me no recto, perdão, no tubo e uns minutos depois estava cá fora. Alguns dedos dos pés ainda queriam tomar posições de força perante a minha consciência, enquanto as pernas e os braços acalmavam lentamente.

Percebi porque as minhas caminhadas tinham de ser calmas, pausadas e serenas. Ao fim de cinco minutos, de Verão ou Inverno, estava a suar torrencialmente. Estupidamente cansado, como se tivesse carregado toneladas de chumbo durante 24 horas e sujeito, sobretudo, às cãibras dos pés e às palhaçadas que fazia na rua!

Um dia, armei-me em forte e carreguei umas coisitas sem importância. O dia seguinte passei-o na cama devido a ter sido trucidado pelo TGV. Carregar pesos? Nunca mais.

Noutro dia, decidi experimentar correr os 200 metros e o dia seguinte passei-o na cama por ter sido atropelado por um TIR. Correr? Nunca mais.

Noutra altura, o meu cérebro resolveu que devia ser o Mercúrio. Pôs-me umas asinhas nos pés e eu flutuava. Não caminhava. Como estava comprometido com dois congressos, fui aguentando. Infelizmente, não só não continuei a ser o deus mensageiro como passei a ser o deus estrábico, pois a vista esquerda teimava em encostar-se à direita. Manias de direita (coisas à Medeiros Ferreira, que olha simultaneamente para a câmara 1 e para a câmara 2)! Resultado? Um dia na urgência na segunda-feira seguinte. Todo o dia enfiado no hospital. E… mais uma RM. Todavia, desta vez, aquele tempo TINHA DE SER MEU e não da máquina.

Não me preocupei em batalhas fúteis e inúteis com a bata para não perder tempo. Sentado no corredor, enquanto esperava a minha vez pensei:

"Se vives num condomínio fechado de luxo, onde os vizinhos discutem de manhã à noite entre todos e entre si, onde os filhos dos vizinhos quando descem as escadas são o autêntico 7° de Cavalaria do General Custer, onde todos batem com as portas a qualquer hora, onde há apartamentos que são autênticas discotecas dia e noite, há andares que são piores que o canil municipal… Há apartamentos onde se houve a gaja a dizer «Tira que me estás a magoar!»… Porque há-de o ruído rectal do elefante incomodar-me?"

Encostei a cabeça à parede e fechei os olhos.

- Sr. Nuno? - alguém falou ao longe. - Pode entrar. Sabe porque está aqui? - Continuou a voz ao longe.

- E.M...

Enfiaram-me lá para dentro.

- Sr. Nuno - a voz ao longe - Está bem?

Abri os olhos lentamente.

- O senhor está bem? O exame já acabou. Está bem? - Senti umas pancaditas nas faces.

- Estou. Estava a dormir, não se preocupe. - respondi já com os olhos bem abertos.

- A dormir? Naquele barulho?!...

- Sim.

Levantei-me e saí enquanto a técnica ficava especada no mesmo sítio a olhar para mim e certamente para as minhas cuecas.

Mas a E.M. começou também a mexer com a minha dentadura, ou os efeitos secundários da medicação. Talvez tudo junto. E para quem nunca foi saudável dos dentes, comecei a ter problemas frequentes com os mesmos a doer e a abanar (ainda tenho). No hospital público, com estomatologistas pagos a peso de ouro do nosso bolso, continuam só a arrancar dentes. Tudo o resto é no privado, nos amigos, para te consertarem a cremalheira. E quando lá fui, Sua Exª o Sr. Dr. arrancou-me um mas disse que me arrancava todos.

- Efa afofa, fifo fem fenfe fefum? Fofo é fe fofo? Fão.

Tradução: - Esta agora, fico sem dente nenhum? Como é que como? Não.

Rejeitei a proposta. Também não precisava de estomatologistas ou dentistas para ficar sem dentes. Uma noite, depois do jantar, tinha um que me abanava lá nas traseiras! Já há dias que me chateava. Enervei-me, meti os dedos à boca e tirei-o fora. Menos um e sem pagar, esperar, levar com anestesias e etc. e tal. Meses depois, ao levantar-me de manhã, tossi. Caiu-me outro (Ora, por**, ESTOU PODRE!)

Quando me deito, é dos melhores momento da minha vida. Antes de adormecer e como consequência das descargas da segunda punção, uma, duas, três, quatro vezes (consegui contar até aqui), as minhas pernas dão cada esticão simultaneamente que o pobre do gato que se deita ao fundo da cama, invariavelmente vai parar ao chão.

E quando pretendo descansar, e me gabo, "ai nas férias, o primeiro dia vou passá-lo a dormir!..." É o passas. Seis horas de cama e upa, upa! Na zona lombar as dores são tantas que não há posição para se estar. Upa, e correr as freguesias e capelinhas da casa!...

Só desejo, sobretudo aos que mais de mais perto me rodeiam, incluindo pessoal de saúde, que <u>não estejam tão ansiosos</u>. Afinal, o esclerosado sou eu!

Assim, repito, para terminar, e dado que nunca sei o que vai ou poderá ocorrer a seguir, em que as explosões cerebrais são sempre a pior parte, ou então as visitas assíduas do Mercúrio:

TIVE que ACEITAR e REAPRENDER a viver, em muitos aspectos. Não é fácil. Torna-se fácil com os AMIGOS que continuam na minha vida e os que PRETENDEM SER MEUS AMIGOS MAS AINDA NÃO SABEM COMO, e todos os outros que me rodeiam que, sem saberem, alegram a minha existência segundo a segundo, nem que seja só pela sua presença, ou uma simples palavra, ou um simples texto mesmo que "barulhento".

Vive o dia de hoje, que o de amanhã seu cuidado trará.

(Dedicado aos meus pais, desaparecidos com um ano de diferença. Verdadeiramente nunca chegaram a saber o que tenho, nem como se manifestou.)

Viana do Castelo, Julho/Agosto de 2013
Revisto em 4 de Fevereiro de 2014

Madrugada de 23 de Julho de 2013, cerca das 3 horas e 30 minutos:
BIG BANG!.....................................